DES GLAIRES,

DES

DARTRES,

ET

DES MOYENS DE LES COMBATTRE.

IMPRIMERIE DE LEFEBVRE,
RUE DE BOURBON, N°. 11.

DES GLAIRES,

DES

DARTRES,

ET

DES MOYENS DE LES COMBATTRE.

Par M. T. S. G.

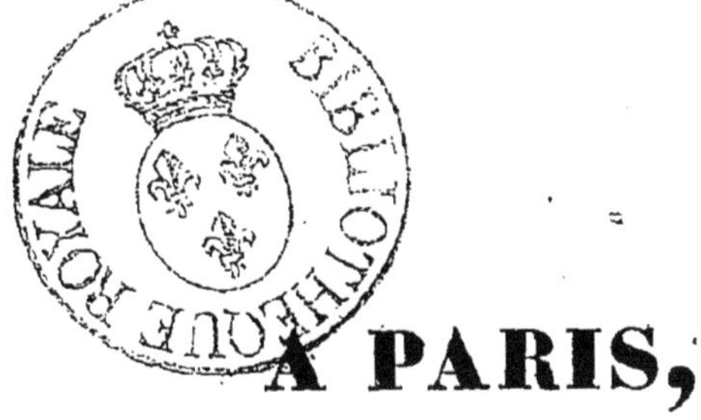

A PARIS,

CHEZ LEROND, LIBRAIRE,

RUE CASTIGLIONE, N°. 4.

1826.

DES GLAIRES,

DES

DARTRES,

ET

DES MOYENS DE LES COMBATTRE.

Consulter la nature qui se trompe rarement, la diriger lorsqu'elle s'égare, enfin profiter des observations que fournit la pratique, tel est le devoir de l'homme instruit que guide une véritable humanité.

Cette vérité si importante n'est malheureusement pas assez sentie par le médecin systématique. L'esprit prévenu en faveur de la méthode qu'il a adoptée, celui-ci ne voit que des inflammations, et l'épuisement total des forces et du sang des malades est le seul traitement qu'il applique aux affections les plus disparates. Celui-là, au contraire, partisan outré de l'adynamie et des humeurs bilieuses, avec des préparations violentes, soit toniques, soit purgatives, incendie le corps de ses victimes et les fait arriver au tombeau par une agonie lente et douloureuse.

Pénétré de ce principe, que des causes entièrement opposées ne peuvent donner naissance qu'à des résultats différens, nous avons recherché si, dans le grand nombre de ces maladies contre lesquelles viennent échouer tous les systèmes, il n'en était pas quelques-unes qui eussent pour causes d'autres agens que la bile ou le sang. Déjà des ouvrages de nos devanciers nous avaient suggéré ces idées qu'appuyaient l'expérience et le raisonnement. Aidé de ces écrits malheureusement trop imparfaits, nous nous sommes livrés à de nouvelles recherches ; elles ont été couronnées du plus heureux succès.

Dès observations multipliées nous ont convaincu qu'un grand nombre de ces maladies avaient un autre principe, et que ce principe trop souvent méconnu était l'humeur glaireuse qui s'engendre avec tant de facilité dans nos organes.

Que de causes peuvent, en effet, donner naissance aux glaires ! Chez les enfans, la faiblesse de leur constitution, leur tempérament, le mauvais lait qu'ils ont sucé les disposent à cette maladie qui s'engendre dans un âge plus avancé par des écarts de régime, une mauvaise nourriture, des excès en tous genres, des peines physiques ou morales, etc. Toutes ces causes non-seulement prédisposent l'individu à l'humeur glaireuse, mais encore entretiennent sa formation.

Partout où se trouve un organe sécréteur il peut se former des glaires ; car une cause morbide quelconque peut vicier le mode de sécrétion

de l'organe; mais il est des parties où cette matière morbifique se forme et s'amasse avec plus de
facilité et plus de promptitude.

Leur couleur est d'un blanc grisâtre; leur consistance varie suivant les individus, mais toujours
plutôt liquide que solide; leur saveur est un peu
âcre, quelquefois amère lorsqu'elles sont mêlées
à la bile, d'autrefois très-fade.

Leur présence ne se manifeste pas spontané-
ment; ce n'est jamais que quelque temps après
leur formation, lorsque déjà elles ont acquis une
certaine âcreté, suite d'un long séjour dans nos
organes, et les signes qui les font reconnaître varient sensiblement suivant les lieux qui les recè-
lent.

D'abord faibles et passagers, les accidens auxquels les glaires donnent naissance ne paraissent
pas assez sérieux pour mériter l'attention des malades; mais peu à peu le mal devient plus grave,
le trouble dans les fonctions plus marqué; c'est
alors aussi que leur plus long séjour dans l'économie peut amener des résultats fâcheux. Aussi faut-
il s'empresser de les évacuer.

Les symptômes, avons-nous dit, varient suivant
les organes affectés. Ainsi des borborigmes, des
hoquets, des rapports brûlans, une sensibilité
plus vive de l'épigastre, surtout après le repas, la
bouche amère, pâteuse, la langue blanche, des
diarrhées, indiquent la présence des glaires dans
les voies digestives.

(8)

Est-ce dans la poitrine qu'elles sont situées ? De l'âcreté dans la gorge, une respiration pénible, le resserrement de la cavité thoracique, une toux fatigante, accompagnée d'une expectoration plus pénible encore, indiquent leur présence dans les voies aériennes.

Après l'estomac et les intestins, et sur le même rang que la poitrine et les organes qu'elle renferme, se trouve un autre viscère presque aussi important et plus souvent encore embarrassé de glaire ; la vessie.

Les mêmes causes qui les engendrent dans l'estomac peuvent concourir à leur formation dans la vessie. Les écarts de régime, l'abus des liqueurs spiritueuses jouent le plus grand rôle dans leur production ; les douleurs qu'elles causent sont aussi violentes ; les accidens, quoique moins graves, beaucoup plus difficiles à calmer.

Une infinité d'autres maladies peuvent encore provenir des glaires répandues dans la masse du sang et des humeurs et portées par le torrent de la circulation dans toutes nos parties ; affections qui ne peuvent cesser que par l'entière destruction de la cause qui leur a donné naissance.

Après avoir indiqué les divers organes dans lesquels on rencontre le plus souvent des glaires, nous allons examiner rapidement les altérations qu'elles leur font subir, et indiquer les principaux symptômes qui peuvent les faire reconnaître.

La cavité du crâne renfermant un organe d'une

extrême importance, il faut non-seulement empêcher les glaires de s'y amasser, mais encore prévenir la disposition que les glaires auraient à se porter vers elle.

On en serait averti par des douleurs fugaces qui s'étendent sur le front, comme un bandeau, par la pesanteur sur les yeux, un sommeil agité, des rêves pénibles, des étourdissemens, etc., etc. Cet état, abandonné à lui-même, ne peut amener que des résultats fâcheux; par l'irritation que les glaires produisent sur le cerveau, elles y déterminent l'afflux du sang, le disposent aux congestions, et enfin causent l'apoplexie, une des maladies les plus graves dont l'espèce humaine puisse être affligée, et qui souvent, par la rapidité de sa marche, ne permet pas d'apporter le moindre secours à ses victimes, ou, par les désordres qu'elle cause, est la source de paralysies incurables et de souffrances continuelles.

Heureusement la formation ou le transport des glaires vers l'organe encéphalique est très-rare; nous allons les voir tourmenter un autre organe bien plus fréquemment, mais heureusement avec moins d'activité et surtout moins de danger.

Une des causes les plus fréquentes des migraines est, sans contredit, l'amas des glaires dans l'estomac. En effet, des vomissemens non-seulement accompagnent cette maladie, mais bien plus souvent encore mettent un terme à ces violentes crises qui plongent quelquefois les malades dans la stupeur, et le plus souvent encore les agitent comme des frénétiques.

Mais lorsque le mal est local, ce sont des éructations, de la douleur à l'estomac, des indigestions fréquentes, des digestions pénibles, caractérisées par l'oppression, l'assoupissement, des douleurs dans les membres, un état fébrile qui se fait sentir quelque temps après que l'on a pris de la nourriture.

Que de fois, chez les enfans, leur présence dans les intestins, par l'irritation qu'elles y causaient, a donné naissance aux convulsions! Combien de fois encore le trouble continuel des digestions chez ces êtres si faibles, en déterminant le transport fréquent du sang vers la tête, a-t-il causé ces fièvres cérébrales si souvent mortelles!

Leur corruption dans les premières voies, l'atonie dont elles les frappent est aussi une des causes les plus fréquentes de la formation des vers dans les intestins, et du développement de ces affections vermineuses qui altèrent la santé quelquefois d'une manière irréparable.

Une autre maladie, presque aussi commune et dont les suites sont aussi fâcheuses, est encore bien souvent le résultat d'amas glaireux dans l'estomac : je veux parler de l'hydropisie, affection d'autant plus grave qu'elle s'étend rapidement du ventre aux extrémités, et qu'elle plonge l'économie dans un état de dépérissement dont il est bien difficile de la faire sortir.

Ce n'est certainement pas uniquement à l'action des glaires sur l'estomac que l'hydropisie doit son origine ; l'irritation qu'elles produisent sur le foie, sur les intestins, en passant à l'état chronique, peut produire aussi ces énormes amas d'eau qui vont toujours en augmentant et qui finissent par nécessiter des ponctions si fréquentes.

Aussi ne doit-on pratiquer cette opération que lorsqu'il est impossible de s'en dispenser, et lorsque l'eau est amassée dans le ventre comprimant le diaphragme, refoule les poumons en haut, les empêche de se dilater, trouble leurs mouvemens, celui du cœur, empêche la circulation et la respiration ; ou bien encore lorsque les extrémités sont tellement infiltrées que la peau trop tendue menace de se rompre, et d'augmenter encore le désordre et les douleurs.

L'anasarque, suite si fréquente des maladies chroniques du cœur ou du poumon, est encore un amas de glaires qui gagne peu à peu tout le corps. La circulation et la respiration ne se faisant plus librement, les glandes sécréteurs ne peuvent plus recevoir qu'en très-petite quantité un sang vicié et pauvre de principes, et ne fournissent plus que des humeurs irritantes, âcres, glaireuses, qui elles-mêmes entretiennent et augmentent la maladie.

C'est contre elles qu'on a employé tant de remèdes violens, de purgatifs, de drastiques, d'expectorans qui ne pouvaient produire aucun effet, puisqu'on ne détruisait pas les glaires, causes de tous ces désordres. Les diurétiques, en détournant une grande masse de sang du côté des reins, dont ils augmentent l'action, soulagent bien les malades, mais ne peuvent les guérir. Aussi est-ce contre ces diverses espèces d'hydropisies que nous avons obtenu le plus de succès; et si lorsque les organes étaient dans un état de désorganisation trop avancée nous n'avons pu espérer une guérison complète, sommes-nous au moins toujours, et dans tous les cas, parvenu à diminuer et à améliorer sensiblement leur fâcheuse position.

Amassées dans la poitrine, les glaires donnent aussi naissance à une foule d'accidens importans à connaître et plus encore à détruire.

La dyspnée, les étouffemens, les inflammations lentes de la plèvre et des poumons, caractérisées par la toux, une expectoration visqueuse et sanguinolente, quelquefois même purulente, par des points de côtés, de la fièvre, des sueurs abondantes.

Oublierons-nous de parler de l'asthme? N'est-ce pas à la présence des glaires dans les poumons ou dans les canaux aériens que cette maladie doit son origine? maladie qui dégénère souvent en pleurésie, en pneumonie, en phthisie pulmonaire.

Des palpitations, des syncopes, l'impossibilité de rester couché sur un plan horizontal, de l'anxiété, des rêves pénibles, des réveils en sursaut, indiquent leur action sur le cœur, et le trouble qu'elles causent dans la circulation. L'irritation prolongée d'un organe aussi sensible peut même se terminer par son inflammation ou par des dégénérescences anévrismatiques toujours incurables, et qui plongent les malades qui en sont atteints dans un état d'angoisse insupportable et dont la mort est le seul terme.

Le catarrhe vésical, des écoulemens gonorrhéiques, des fleurs blanches, de la douleur en urinant, de la constriction à l'urètre, des élancemens passagers mais aigus, sont les signes caractéristiques que la membrane qui tapisse l'intérieur de la vessie ou des organes génitaux est irritée par des glaires.

Portées et distribuées dans toutes nos parties avec le sang et les autres humeurs, les affections qui sont la suite de leur influence et qui manifestent leur présence extérieurement sont très-nombreuses.

Sous combien de formes, variées en effet, la peau ne peut-elle pas être affectée ?

Ces dartres si nombreuses, si graves quelquefois et toujours rebelles à tant de traitemens, à tant de remèdes énergiques; ces diverses espèces de gales qui reparaissent à l'instant où on les croyait détruites; ces teignes, véritables fléaux de la classe indigente; ces chancres, ces ulcères qui détruisent lentement les parties qu'ils attaquent; la goutte, les rhumatismes; toutes ces infirmités ne sont-elles pas le résultat des glaires dont le développement est entretenu par toutes les causes que nous avons indiquées plus haut.

Les nerfs peuvent quelquefois aussi être tourmentés par l'humeur glaireuse ; le fluide subtile que ces organes sont chargés de transmettre dans toutes nos parties peut aussi être vicié par sa présence, et l'irritation qui en est la suite se transmettant rapidement au cerveau, produit ces spasmes et ces mouvemens convulsifs qui se manifestent tout-à-coup; ces faiblesses nerveuses auxquelles les femmes sont si sujettes; ces affections si douloureuses connues sous le nom de tic nerveux; ces rhumatismes dont le nerf sciatique est ordinairement le siége, ainsi qu'une infinité d'autres névralgies qui résistent à tous les antispasmodiques.

Mais l'humeur glaireuse n'agit pas seulement sur le physique de quelques individus, le moral est aussi fréquemment exposé à ses atteintes.

Les vapeurs dont on s'est tant moqué, malgré leur évidence, sont encore une suite de la présence des glaires et de leur action sur le genre nerveux. Et c'est sans doute parce qu'on ignorait la véritable cause de ces vapeurs, et par conséquent qu'il était impossible de les détruire, qu'on en a nié l'existence, et que ceux qui en étaient malheureusement tourmentés sont devenus un objet de pitié ou de plaisanterie.

A quoi attribuer cette sensibilité si vive de quelques individus, sensibilité poussée même jusqu'à la susceptibilité, si ce n'est aux glaires ? cette tristesse insurmontable, ce chagrin violent pour des choses qui devraient à peine affecter, n'est-ce pas encore aux glaires ? Combien ne voit-on pas de personnes jouissant en apparence d'une bonne santé, et que la moindre contrariété, la plus légère douleur physique plongent dans un profond abattement, ou réduisent à une extrême faiblesse ? Continuellement sous l'influence funeste du principe morbifique qui nous occupe, sans cesse tourmentées de maladies qu'elles croient souffrir et qui n'existent que dans leur imagination, elles font le désespoir du médecin et des personnes qui les entourent.

Tout individu, de quelque tempérament qu'il soit, est sujet aux glaires. Néanmoins, il en est qui y sont plus ou moins disposés, et chez lesquels il est plus difficile, non-seulement de les guérir, mais encore d'en prévenir le retour lorsqu'elles sont détruites. De tous les tempéramens, le lymphatique est, sans contredit, celui qui présente le plus souvent réunies toutes ces circonstances.

La prédominance de la lymphe, chez les individus de ce tempérament, est un signe presque constant de faiblesse ; il y a chez eux moins de réaction vitale ; les fluides sont sécrétés avec plus d'abondance ; l'absorption y est moins active, moins complète, et même moins facile ; la fadeur de leur peau, la bouffissure qui l'accompagne, la grosseur de leurs articulations, les engorgemens glanduleux auxquels ils sont si souvent exposés, sont les preuves certaines de ce que nous avançons ; aussi voyons-nous dans tous les auteurs qui se sont occupés des glaires, que les malades, le plus souvent affectés, étaient presque tous doués d'un tempérament lymphatique. Néanmoins, il ne faudrait pas cependant croire que les glaires soient une conséquence inévitable de ce tempérament; mais comme il y prédispose beaucoup plus que les autres, les moindres excès, les écarts de régime, déterminent rapidement leur formation.

Après le tempérament lymphatique, le tempérament nerveux est celui chez lequel les glaires se forment le plus facilement. Peu de choses, chez les individus doués de ce tempérament, suffisent pour mettre ce système en mouvement; tout le monde sait l'extrême influence que les émotions vives de l'âme ont sur les sécrétions; combien et avec quelle rapidité elles sont augmentées, diminuées ou viciées, quelquefois même suspendues totalement suivant le plus ou moins de force des sujets.

Après le tempérament nerveux, celui où la bile prédomine présente souvent cette affection; enfin le tempérament sanguin est le dernier. Dans ces deux cas, rarement voit-on les glaires se manifester d'une manière spontanée; elles sont presque toujours la suite d'écarts de régime, d'abus de liqueurs échauffantes, d'excès; elles sont encore le résultat de la suppression de la transpiration, etc.

Il semblerait, en général, que les femmes, par la mollesse de leur constitution, devraient être plus sujettes aux glaires que les hommes. Nous ne l'avons pas remarqué; nous avons rencontré presque autant d'hommes que de femmes affectés de cette maladie désagréable.

Mettre un terme à tous les accidens que nous avons décrits, est le but que nous nous proposons d'atteindre, et si nous parvenons à cet heureux résultat, par l'évacuation des matières glaireuses, nous aurons prouvé d'une manière incontestable qu'elles seules en étaient la cause.

Mais avant d'exposer la méthode de traitement que nous croyons la plus avantageuse, examinons un peu pourquoi les auteurs qui nous ont précédés ont obtenu si peu de succès des nombreux remèdes qu'ils ont si souvent et si hautement vantés.

Nous pourrions sans peine donner une multitude de raisons; nous allons nous borner à trois : 1º. Ignorance de la cause première de la maladie. 2º. Peu d'éfficacité des remèdes employés. 3º. Mauvaise préparation de ces remèdes.

Peu de médecins de nos jours croient aux glaires et à leur funeste influence. Cependant leur présence ne peut être mise en doute, leur action est certaine, les accidens qu'elles causent sont évidens. De célèbres praticiens les ont vus, ont proclamé leur existence, ont attribué à leur action sur nos organes une infinité de maladies. Tous, par des moyens divers, les ont combattus, et s'ils n'ont pas toujours réussi, c'est uniquement à l'insuffisance de leur traitement qu'il faut l'attribuer.

Sauvage, Lieutaud, Barthez, Corvisart en font
mention dans leurs ouvrages. Elles sont formées,
dit l'un d'eux, par l'excès de sérosité sécrétée
par les exhalans et que les absorbans n'ont pu
enlever.

M. le professeur Pinel, au mot *glaire*, dans
l'*Encyclopédie*, dit : « Lorsque la sérosité est dans
une proportion convenable, elle rentre dans les
bornes de la santé; mais il y a des personnes où
cette sérosité surabonde, soit parce qu'elles réu-
nissent tous les caractères du tempérament pitui-
teux, soit parce qu'elles mènent une vie séden-
taire; l'estomac, l'œsophage et l'arrière-bouche
sont plus ou moins chargés de glaires qui abondent,
surtout si l'on fait usage d'alimens visqueux; il
résulte souvent un afflux d'humeur glaireuse qu'on
rejette par la bouche, qui s'y porte surtout en
abondance pendant la nuit, et dont on cherche à
se délivrer par divers remèdes. »

Nous pourrions citer encore beaucoup d'autres
auteurs dont l'autorité est aussi imposante, mais
ce serait rendre cet ouvrage plus long que nous
ne le voulons faire.

L'inflammation, principalement des membranes
muqueuses, contribue d'une manière sensible au
développement de la matière glaireuse. Les vomissemens qui accompagnent les gastrites aiguës,
les entérites, les dysenteries qui sont suivies de
l'évacuation abondante de substance glaireuse en
sont une preuve. Certes il ne faut employer aucun

remède stimulant, quelque léger qu'il soit, durant la violence de la maladie; mais aussitôt que tous les symptômes inflammatoires sont dissipés, et que les muqueuses sont dans une espèce de relâchement qui les empêche de rejeter les glaires dont elles sont couvertes, c'est alors qu'il faut légèrement secouer ces membranes pour les aider à expulser l'humeur morbifique qui entretiendrait l'irritation et la ferait passer à l'état chronique.

Il en est de même pour les catarrhes pulmonaires, les catarrhes vésicaux, etc.

Une preuve certaine que c'est uniquement l'excès de sérosité sécrétée qui constitue les glaires, c'est leur limpidité et leur transparence lorsqu'elles sont récentes; car c'est à leur ancienneté, à leur mélange avec les autres humeurs qui les altèrent qu'elles doivent l'aspect que nous avons indiqué au commencement de cet ouvrage.

Les glaires pouvant se former partout, et n'étant pas toujours susceptibles d'être évacuées, sont alors portées dans le torrent de la circulation, ce qui arrive moins souvent à la poitrine et à l'estomac que partout ailleurs; ces organes s'en débarrassent toujours d'une petite quantité, et quoique cette évacuation ne soit pas suffisante, néanmoins elle soulage le malade et empêche les accidens d'augmenter; cependant, et l'on en a la preuve tous les jours, il faut bien se garder d'abandonner exclusivement la sortie à la nature, il en peut résulter de grands désordres.

Ainsi que nous l'avons dit plus haut, et nous ne pouvons pas trop insister sur cette vérité, on a le plus grand tort de ne reconnaître pour agens de maladies que le sang ou la bile, et la preuve la plus vraie que l'on en puisse fournir, c'est la résistance que toutes celles causées par les glaires apportent aux purgatifs et aux anti-phlogistiques. En un mot, ignorant l'origine du mal, il était impossible de lui appliquer un régime efficace. Les purgatifs irritaient les malades, les anti-phlogistiques les affaiblissaient; on finit par ne conseiller que des remèdes insignifians.

Parlerai-je de cette multitude de boissons plutôt faite pour détruire les forces digestives de l'estomac que propres à le débarrasser des glaires; de ces délayans qui laissaient le mal augmenter par leur inutile usage; des laxatifs qui l'exaspéraient, des apéritifs destinés à chasser l'humeur glaireuse par les urines; de ces prétendus céphaliques qui devaient en délivrer le cerveau, des incrassans destinés à épaissir les humeurs? La médecine, heureusement, a secoué le joug de cette polypharmacie presque toujours nuisible et jamais utile. Elle étudie mieux aujourd'hui le principe des maladies qu'elle cherche à guérir, elle en analyse mieux les effets, et avec peu de médicamens, mais d'un usage certain, elle obtient des succès et plus prompts et plus décisifs.

Nous le répétons, nous nous sommes souven aidés des recherches de nos prédécesseurs, et leurs fautes nous ont été plus utiles encore que leurs succès. Aussi avons-nous fait tous nos efforts pour les éviter; avons-nous varié nos préparations de cent manières différentes, nous sommes-nous livrés à une multitude d'expériences, et ce n'est que certains de la bonté de nos préparations, qu'appuyés de nombreuses observations, que nous avons résolu de faire part au public de notre important travail.

Cet Élixir est simple; son usage n'est pas désagréable, il n'a pas surtout l'inconvénient d'incendier et d'irriter les organes de la digestion, défaut capital de presque toutes les préparations employées aujourd'hui et dont les conséquences sont infiniment graves.

Nous avons étudié attentivement toutes les substances préconisées contre les glaires, non-seulement celles qui déjà avaient été mises en usage, mais encore celles qui nous paraissaient pouvoir amener d'heureux résultats. Parmi elles nous avons fait un choix des plus simples, des plus efficaces; nous les avons réunies de manière à détruire par cette alliance les propriétés trop excitantes des unes, et d'augmenter la force de celles qui nous semblaient en manquer; et il n'est pas jusqu'au véhicule qui les contient que nous n'ayons dépouillé de toutes ces qualités irritantes. Enfin, nous avons voulu que tout concourût au but que nous nous proposions d'atteindre.

Notre Élixir diffère encore des autres en ce qu'il

ne convient qu'aux maladies d'origine glaireuse, et qu'employé indistinctement contre d'autres affections il pourrait devenir nuisible.

En un mot, il est destiné à détruire simplement les glaires et à remédier aux accidens qui en sont la suite; le médecin, ami de ses semblables, cherche à les guérir; le charlatan seul s'efforce de les tromper en proclamant son secret propre à combattre toutes les maladies, en le vantant comme une panacée universelle.

Nous allons, à présent, indiquer le mode d'administration du remède, ensuite nous donnerons quelques observations qui serviront à constater l'efficacité du remède et d'appui à notre théorie.

MANIÈRE D'AGIR ET ADMINISTRATION DE L'ÉLIXIR.

Ce remède agit comme fondant, son action principale a lieu sur les voies digestives.

Par son usage long-temps répété, les personnes chez lesquelles les glaires avaient détruit l'appétit, dissipé l'embonpoint, voient non-seulement reparaître l'un et l'autre, mais encore les digestions, de lentes et de pénibles qu'elles étaient, se font avec une extrême facilité.

On sait qu'une irritation des intestins quelque faible qu'elle soit, quand elle est permanente, cause peu à peu l'engorgement plus ou moins grand des glandes du mésentère, affection fréquente et grave chez les enfans, et qu'on rencontre quelquefois aussi chez l'homme. L'action de l'Élixir, dans ce cas, est certain; par les légères secousses qu'il produit sur le canal intestinal, il facilite l'écoulement de la lymphe et rend aux glandes leur énergie première; la même chose a lieu pour le foie dans les maladies vulgairement connues sous le nom d'obstruction. En facilitant l'écoulement de la lymphe épaissie, de la bile et des autres humeurs, il détruit la constipation compagne souvent opiniâtre des engorgemens chroniques; ou en détruisant les glaires, cause première de la maladie, on arrête les dévoiemens colliquatifs qui conduisent si promptement les individus au dernier degré du marasme.

Mais un autre avantage inappréciable de notre remède, est de n'exiger aucune préparation, aucun régime; au point qu'on peut en faire usage même à l'instant de se mettre à table, seulement à la dose d'une cuillerée tout au plus.

Pour les enfans au-dessous de sept ans, deux cuillere à café, le matin à jeun, dans autant d'eau sucrée.

Depuis huit ans jusqu'à douze, à une heure d'intervalle, deux cuillerées à soupe pures ou mélées à l'eau sucrée ou dans une autre boisson adoucissante.

De douze ans jusqu'à dix-huit ans et au-dessus, la dose est de trois cuillerées à bouche et peut même être portée jusqu'à cinq en mettant au moins une demi-heure d'intervalle par dose.

A l'instant où l'Élixir commence à agir, il faut prendre deux à trois tasses de bouillon coupé, du thé léger ou de l'eau sucrée, et dans la journée manger un peu moins que de coutume.

Cet Élixir peut être conservé très-long-temps sans s'altérer; on peut même le transporter d'un lieu dans un autre, même très-éloigné, sans lui faire perdre aucune de ses qualités bienfaisantes.

Pour les personnes qui ont de la répugnance pour l'Élixir, l'auteur l'a réduit en extrait pour en former des pilules sans en altérer les vertus.

Manière d'en faire usage.

Ces pilules n'ont aucun mauvais goût : on doit toujours les prendre au moment du repas, soit dans la première cuillerée de soupe, ou enveloppées dans du pain à chanter, dans une cuillerée de bouillon ou d'eau à volonté.

La dose de dix à quinze suffit comme purgatif: on pourra cependant augmenter de quelques-unes si la personne est d'un fort tempérament.

Quatre suffisent pour les enfans au-dessous de sept ans, et l'on doit manger par-dessus les pilules comme à son ordinaire. Le temps le plus convenable pour les prendre est le dîner : alors il est bon de boire un ou deux verres d'eau sucrée dans la soirée, et le lendemin matin on est très-bien purgé. Pour faciliter les évacuations bilieuses et glaireuses qui se succèdent, on prend quelques tasses de thé léger ou de bouillon coupé avec partie égale d'eau.

A petite dose, depuis une jusqu'à trois prises au moment du dîner, elles agissent comme fondant; elles préparent les voix digestives et facilitent les digestions pénibles, sur-tout dans les engorgemens des viscères du bas-ventre, et dans les constipations; elles rendent l'appétit et l'embonpoint.

Elles agissent de la manière la plus efficace dans les obstructions, étant prises à petite dose pendant un certain laps de temps.

Cet excellent remède n'exige aucun régime : il peut être transporté partout sans craindre la moindre altération, et se conserve toujours sans perdre ses propriétés.

Prix : 3 fr. la boîte.

OBSERVATIONS.

Embarras gastrique causé par des Glaires et guéri par l'Élixir.

Une jeune dame d'un tempérament lymphatique et nerveux, âgée de vingt-deux ans, avait depuis quelque temps des digestions laborieuses, presque toujours accompagnées d'un léger mouvement de fièvre. La bouche était pâteuse, la langue blanchâtre. Plusieurs fois le matin en se levant elle avait éprouvé des faiblesses qui se ter-

minaient par des vomissemens abondans de matières glaireuses. Cette dame crut qu'un léger
purgatif la débarrasserait de cette indisposition ;
elle le prit et fut en effet tranquille pendant plusieurs jours. Quelques temps après les mêmes accidens venant de nouveau la tourmenter, elle eut
recours au même moyen qui ne produisit pas un
effet aussi décisif ; alors elle fit usage d'un vomitif
qui lui fit rendre une quantité considérable de
glaires.

Étonnée de ne pas rendre de bile, elle vint nous
consulter. Après l'avoir examinée attentivement,
nous être scrupuleusement informé de tout ce
qu'elle avait éprouvé, nous la mîmes de suite à
l'usage de l'Élixir anti-glaireux : elle en éprouva
un si grand bien que trois semaines après la santé
et son appétit étaient parfaitement rétablis, les digestions faciles, la fièvre entièrement dissipée.

Cette dame continua, malgré un succès aussi
prompt et aussi décisif, à prendre, tous les matins
à jeun, deux cuillerées d'Élixir pendant quinze
jours encore ; alors nous la fîmes cesser, et, depuis ce moment, elle n'a pas éprouvé le plus léger
accident.

*Symptômes d'apoplexie ; congestion cérébrale ; suite
des Glaires amassées dans les voies digestives ;
l'Élixir pris pendant deux mois met fin aux accidens.*

Le malade qui fait le sujet de cette observation

est âgé de soixante-seize ans, d'un tempérament très-sanguin, aimant la bonne chère et buvant beaucoup de vin et liqueurs spiritueuses ; il était depuis quelque temps sujet à une espèce de diarrhée glaireuse à laquelle il semblait accoutumé, car elle ne l'affaiblissait en aucune façon.

Il y a six mois cette diarrhée se supprima, et pendant quelque temps le malade, qui continuait le même genre de vie, ne crut pas qu'il pût en résulter le moindre inconvénient.

Néanmoins, un mois après la suppression du dévoiement, il commença à ne plus avoir autant d'appétit, à éprouver de la plénitude, un sentiment de malaise qu'il ne pouvait définir. A cet état se joignirent bientôt des nausées, même des vomissemens de temps à autre et toujours de matière glaireuse ; bientôt il éprouva des étourdissemens, la tête était lourde, embarrassée ; on lui conseilla une application de sangsues à l'anus et un purgatif qui le soulagèrent momentanément.

Pendant une quinzaine qu'il suivit un régime assez sévère, sa santé ne fut point mauvaise, et lui-même, se sentant mieux, crut que toutes les précautions étaient devenues inutiles, et il recommença l'abus des liqueurs et des alimens excitans. Les mêmes accidens reparurent, mais suivirent une marche beaucoup plus rapide, et en même temps beaucoup plus inquiétante ; de nouvelles sangsues furent appliquées sans succès, on pratiqua alors une saignée du bras ; les accidens du côté de la tête se dissipèrent, mais ceux qui tenaient à l'embarras de l'estomac continuant, on voulut faire prendre une nouvelle purgation ; le malade la vomit de suite.

Les efforts du vomissement firent reparaître le mal de tête ; la face devint rouge, le pouls dur et fréquent, les yeux injectés ; de temps à autre même le mouvement de la langue était un peu gêné, on pratiqua une nouvelle saignée qui dissipa une troisième fois tous ces symptômes de congestion cérébrale. Cependant il y avait encore de temps à autre un peu de malaise, quelques vomissemens glaireux, et la diarrhée ne reparaissait pas. Le hasard nous conduisit auprès de ce malade, que sa position inquiétait d'autant plus qu'il avait alors entièrement cessé son régime échauffant, et que les accidens persistaient quoique d'une manière moins grave.

Nous l'engageâmes à faire usage de l'Élixir, que nous prescrivîmes à la dose de deux cuillerées pour commencer, mais qu'en peu de jours nous portâmes à six. Dans les commencemens l'effet n'en fut pas très-sensible ; mais lorsque nous eûmes doublé la dose, les vomissemens cessèrent, et l'évacuation revint très-abondamment.

Chaque jour le malade rendait à plusieurs reprises une énorme quantité de glaires, et il sentait sa tête et son estomac se dégager au fur et à mesure que les selles étaient plus copieuses.

Après un mois elles devinrent moins abondantes

et cependant il ne se manifesta aucun accident du côté de la tête, alors nous diminuâmes la dose d'Élixir; au lieu de six cuillerées, nous n'en prescrivîmes que quatre, et quinze jours après seulement deux. Le malade alors était en parfaite santé, n'allant qu'une seule fois par jour à la selle et rendant des matières d'une consistance raisonnable, et ne contenant pas un atôme d'humeur glaireuse.

Nous l'engageâmes à vivre sobrement, à se priver entièrement des liqueurs et des alimens excitans dont avant il faisait un si grand abus; non-seulement il suivit docilement nos avis, mais encore il voulut continuer l'usage de l'Élixir dont il prit une cuillerée tous les matins. Depuis ce temps sa santé a toujours été très-bonne.

Affection chronique du foie guérie par l'Élixir.

Une jeune dame d'un tempérament lymphatique, était accouchée assez heureusement au mois de janvier 1824; mais n'ayant pas pris toutes les précautions convenables pour faire passer le lait, huit ou neuf mois après elle fut tourmentée de démangeaisons que des bains calmaient toujours momentanément; çà et là sur la peau survint de petites dartres qu'elle s'empressa de faire disparaître au moyen de topiques qu'un charlatan lui conseilla. Quelques jours après leur entière disparution, elle ressentit de la douleur du côté du foie; sa langue devint saburrale, sa bou-

che amère; la peau prit une teinte jaunâtre, les
selles devinrent blanches et sans odeur; un peu de
fièvre ne tarda pas à se joindre à ces accidens déjà
très-graves.

Elle avait entendu parler de notre Élixir; elle
en fit usage, et au bout de deux mois la santé
était parfaitement rétablie, et ne s'est pas démen-
tie. Sans le moindre doute, on lui aurait conseillé
des purgatifs violens ou d'autres remèdes dange-
reux qui n'eussent pas manqué d'aggraver sa position.

Amas de Glaires dans l'estomac.

Un individu d'un tempérament lymphatique,
âgé de quarante-quatre ans, livré au travail de cabinet, et faisant peu d'exercice, fut pris peu à peu
de vomissemens de matière glaireuse qui d'abord
n'eurent lieu que deux ou trois fois par semaine;
il chercha à détruire ces glaires à l'aide de la ma-
gnésie qui ne produisit aucun résultat heureux,
car les vomissemens devinrent plus fréquens et
plus copieux, au point que le malade fut obligé
de cesser toute espèce de travail.

Souvent, à l'instant où il y pense le moins,
avant ou après avoir mangé, quelquefois même
pendant la nuit, il est réveillé par un violent mal
de tête assez semblable à la migraine, et qui se
termine, au bout d'une heure ou deux, par un
vomissement considérable de glaires, et cet état
a lieu souvent plusieurs fois par jour.

Il dut résulter de ces accidens un grand délabrement d'estomac, un trouble sensible dans la digestion et dans les autres fonctions, un amaigrissement progressif qui conduisit promptement le malade à un état de faiblesse et de maigreur effrayant.

Lorsqu'il vint nous consulter nous n'osâmes pas lui prescrire plus de deux cuillerées à café d'Élixir mêlé à trois fois autant d'eau; quoique cette dose fût légère elle n'en produisit pas moins un léger mouvement de fièvre, ce qui nous détermina, dans le commencement, à mettre un jour d'intervalle entre chaque dose.

Nous prescrivîmes en même temps des alimens faciles à digérer qui d'abord eurent de la peine à passer. Cependant l'estomac s'habitua peu à peu aux alimens et à l'Élixir, et nous pûmes en prescrire deux grandes cuillerées tous les jours. Les vomissemens étaient moins copieux et moins fréquens, tout au plus un ou deux verres de glaires tous les jours.

Nous portâmes la dose à quatre cuillerées, et le malade resta douze jours sans vomir; mais ayant fait un peu d'excès d'alimens, pendant deux jours il vomit sept à huit fois. Cet accident n'eut pas de suite, mais la guérison fut longue à se consolider, et cinq mois après le commencement du traitement il n'avait pas encore repris toutes ses forces : il partit alors pour le midi de la France, et nous avons appris que seulement deux mois

après son arrivée, et par l'usage constant de l'E-
lixir, il lui fut possible de reprendre ses occupa-
tions habituelles. Mais alors sa santé était très-
bonne.

Hydropisie traitée avec succès par l'Élixir.

M. P***, d'un tempérament bilieux, lymphatique, ayant très-chaud, fut se coucher à l'ombre
sur un gazon humide; il se réveilla agité d'un
frisson très-fort que suivit une fièvre violente. La
fièvre persista, et en peu de jours son corps acquit
un volume énorme par la filtration de la sérosité
provenant de la transpiration subitement arrêtée.

L'usage de l'Élixir, pendant un mois, uni aux
sudorifiques légers, lui permit de reprendre son
travail.

Glaires amassées dans l'estomac.

Une jeune dame de vingt-six ans, d'un tempérament lymphatique et mélancolique, occupée de
sciences, se livrait à des travaux sédentaires.

Depuis un certain nombre d'années elle était
sujette à une oppression très-grande qui revenait
par accès et se terminait souvent par une expectoration abondante de matière glaireuse.

En 1820, après une promenade longue qui la
fatigua beaucoup, ayant pour ainsi dire perdu
l'habitude de marcher, les étouffemens augmen-
tèrent et furent accompagnés de violentes palpitations qui la fatiguèrent tellement qu'en cinq heures

elle perdit plusieurs fois connaissance ; cet accès, comme tous ceux qui l'avaient précédé, se termina par des vomissemens et une expectoration de matières glaireuses. A cette crise, plus forte que les dernières, succédèrent d'autres crises et plus fréquentes et plus vives qui donnèrent de l'inquiétude à la malade ; les digestions étaient pénibles, le sommeil nul ou fatigant, la faiblesse extrême, les règles se supprimaient aussi et furent remplacées par un écoulement blanc et peu consistant.

On conseilla d'abord les anti-spasmodiques, parce que l'on crut les accidens résultat d'une irritation nerveuse causée par le travail du cabinet et le manque d'exercice.

Les anti-spasmodiques n'ayant pas réussi, on appliqua des sangsues à la poitrine, on fit des saignées de pied qui n'apportèrent pas plus de soulagement. Cependant les accidens persistaient, la malade s'affaiblissait de plus en plus ; son estomac rejetait toutes les boissons, les alimens même les plus légers ; le sommeil était tout-à-fait perdu, et un dévoiement très-fort augmentait le désordre et contribuait à anéantir le peu de force qui restait.

C'est dans ce fâcheux état qu'elle entendit parler de notre Élixir ; elle en prit d'abord deux cuillerées et augmenta d'une tous les huit jours jusqu'à six. L'effet en fut prompt ; les digestions se rétablirent promptement, et le dévoiement cessa ; chaque jour elle avait une selle ou deux, au plus trois qui entraînaient une énorme masse d'humeurs glaireuses. Peu à peu la poitrine devint plus libre ; les étouffemens et les palpitations diminuèrent tout-à-fait. Après sept mois de son usage, les règles se rétablirent ; et dès ce moment rien ne vint plus troubler la santé de cette dame.

Dartre à la tête guérie par l'Élixir.

Un jeune enfant âgé de treize ans, blond, ayant la peau fine et blanche, portait à la tête une dartre vive qui lui couvrait toute la peau du crâne et qui avait presque totalement détruit les cheveux.

Il s'écoulait continuellement de cette dartre une abondance d'humeur qui irritait la peau aux environs, et traversait en peu d'heures une serviette pliée en plusieurs doubles. On avait employé, pour combattre cette dégoûtante maladie, une multitude de remèdes qui tous étaient restés sans succès ; les bains sulfureux, les pommades souffrées, au charbon, les lotions, les cataplasmes avaient été sans succès.

On nous conduisit un jour cet enfant qui faisait peine à voir ; il était pâle, chétif, et semblait en proie à de vives souffrances. D'abord nous n'osâmes conseiller que des remèdes insignifians ; mais ayant, par la suite, acquis quelques renseignemens sur cet enfant, nous pensâmes que l'humeur glaireuse pouvait jouer un grand rôle dans sa maladie, et que c'était à elle que l'on devait attribuer et son origine et sa durée.

Son père et sa mère étaient très-glaireux, et le père avait plusieurs fois été traité pour cette maladie, mais toujours d'une manière incomplète, soit par sa faute, soit par l'insuffisance des remèdes employés. La mère avait nourri l'enfant. Que de causes évidentes pour croire que lui-même était affecté de cette maladie ! L'expérience confirma nos réflexions, et l'administration de notre Élixir lui rendit la santé et fit disparaître la dartre après deux mois de traitement.

Cependant nous continuâmes, quoiqu'il fût très-bien, d'en prescrire une cuillerée tous les matins pendant un an.

Le père et la mère de cet enfant, surpris et enchantés des bons effets du remède, se mirent aussi à son usage, et depuis quatre mois qu'ils ont commencé, leur santé, jusque-là chancelante, est beaucoup meilleure.

Cet Elixir se trouve chez M. SEGUIN-GRIFFON, Pharmacien de S. A. R. Mgr. le Duc de Bourbon, et maître en Pharmacie, membre de la Société de Pharmacie de Paris, rue Saint-Honoré, n°. 378.

BAUME VÉGÉTAL DU Dr MASCAGNI,

CONTRE LES MALADIES DE LA PEAU.

L'histoire des maladies de la peau est des plus étendue, et l'on doit aux modernes les progrès que la médecine a faits dans la cure de ce genre d'affections.

Il y a une infinité d'espèces de dartres; mais la plus grande partie d'entre elles ne doivent souvent les différences qu'elles présentent qu'à l'idiosyncrasie des sujets qui en sont atteints. La facilité avec laquelle les dartres se reportent, non-seulement sur les membranes muqueuses, mais encore sur tous les viscères, démontre évidemment que la peau sympathise avec l'universalité des organes par les vaisseaux lymphatiques; et l'on ne voit que trop souvent, à la disparition des maladies psoriques et dartreuses par les répercussifs, survenir une phthisie pulmonaire, une toux opiniâtre, des maux de tête insupportables, la lientherie, une diarrhée colliquative, et autres maladies très-graves.

Les causes qui donnent naissance à ces sortes d'éruptions, dont la forme et la démangeaison dénotent clairement le caractère dartreux, sont très-nombreuses; les principales sont une gale mal guérie et invétérée, une maladie vénérienne ancienne, négligée ou mal traitée, les veilles, les alimens âcres, salés, et les écarts du régime. Dans les maladies dartreuses, les humeurs animales, et surtout la lymphe, contiennent le génie destructeur du système dermoïde, et c'est avec une cure interne qu'on doit chercher à annihiler la cause morbifique de ces érosions incommodes, cuisantes, douloureuses, répugnantes, quelquefois hideuses, et malheureusement très-communes. Depuis de longues années j'ai dirigé mes vues sur les moyens les plus sûrs à employer dans le traitement de ces maladies, et je suis parvenu, en empruntant de la thérapeutique des plantes anti-dartreuses, à composer un Baume végétal d'une saveur assez agréable, qui détruit à merveille tout ce qui vicie les humeurs et spécialement la lymphe, et entretient ainsi la lésion du système tégumentaire.

Ce Baume, maintenant en vogue en Italie et en Allemagne, dépure le sang ; il détruit dans les humeurs les parties hétérogènes qui en altèrent les composans, et communique à la peau une force éruptive qui augmente les sécrétions ; il dessèche les dartres, et en fait disparaître jusqu'au germe ; il rétablit l'énergie des forces vitales ; il est enfin constamment préférable pour les personnes délicates, irritables et d'une extrême sensibilité, aux préparations mercurielles et sulfureuses, qui exaspèrent très-souvent les dartres au lieu de les éteindre.

La dose qu'on doit prendre est calculée d'après l'âge et d'après la force du sujet ; les doses ordinaires sont les suivantes :

Manière de s'en servir.

De 2 à 6 ans, une cuillerée à café, le matin à jeun ;

De 6 à 12, une cuillerée à bouche, le matin à jeun ;

De 12 à 18, deux cuillerées à bouche, une le matin à jeun, une le soir en se couchant ;

De 18 à 50 et au-delà, trois cuillerées à bouche, deux le matin et une le soir en se couchant.

On prendra ce Baume pur ou dans autant d'eau.

L'emploi de ce Baume n'exige aucune préparation, sinon de se purger tous les mois avec la poudre anti-herpétique, et l'on peut en continuer l'usage en voyageant.

Nota. On délivre, avec le Baume, la poudre et l'eau, une instruction claire et précise sur la manière d'employer l'un et l'autre.

Le prix de la poudre est de 2 fr. le paquet, l'eau 6 francs.

Ce Baume, composé par l'un des plus célèbres anatomistes de l'Europe, convient dans les affections cancéreuses, dans les engorgemens lymphatiques, squirrheux et scrofuleux, dans les dartres, les gales répercutées, les maladies vénériennes récentes et anciennes ; c'est enfin un spécifique reconnu dans toutes les maladies qui ont rapport au système lymphatique.

Le Baume végétal du docteur Mascagni, l'eau et la poudre ne se trouvent que chez Seguin-Griffou, Pharmacien, rue Saint-Honoré, n°. 378.

Prix : 12 francs la bouteille, 6 francs la demi-bouteille.

EAU ANTI-HERPÉTIQUE.

Quoiqu'il y ait fort peu de préparations qu'on puisse employer sur les dartres extérieurement, il en est une cependant que des observations judicieuses et vraies recommandent aux praticiens.

Cette préparation est une eau anti-herpétique composée par le célèbre docteur Mascagni, et qui ne contient pas de substances métalliques : l'expérience a démontré que cette eau, loin de répercuter le mal, excite une suppuration assez abondante dans le principe, déterge les ulcérations dartreuses, et leur donne une couleur vermeille. Ce moyen extérieur s'associe très-bien avec le Baume de Mascagni, et abrège le traitement.

Manière de s'en servir.

On agite la bouteille afin de troubler la liqueur; on en met dans un gobelet de verre, on en imbibe un linge, on frotte et on étuve les dartres avec ce linge matin et soir en se couchant : si les dartres étaient très-vives, et que cette eau fît trop d'impression , on pourait l'affaiblir avec de l'eau pure. Il faut laisser tomber les croûtes d'elles-mêmes, et ne point les arracher. Si les dartres sont près des yeux, il convient de prendre des précautions pour qu'il n'entre point de cette eau dedans , elle produirait beaucoup de cuisson.

L'auteur de cette eau recommande, dans le même temps qu'on en fait usage, de prendre une fois tous les mois une poudre qui porte le nom de poudre herpétique , comme un purgatif d'une nature particulière et propre à modifier l'affection dartreuse.

Cette poudre sert à préparer une tisane : on la fait infuser dans l'eau bouillante pendant quel-quelques heures, puis on passe cette infusion à travers un linge. Les doses doivent varier suivant l'âge et le tempérament du malade ; les doses de cette poudre suivant les âges. La douzième partie du paquet est suffisante pour un enfant de deux à quatre ans ; la huitième partie, pour celui de quatre à huit ans ; on emploiera la moitié du paquet, de huit à douze ans ; les trois quarts, de douze à seize ; et le paquet entier, depuis vingt ans et au dessus. La quantité de l'eau bouillante variera de 6 à 24 onces que l'on prendra en quatre doses égales ; la première, le soir avant de se coucher ; la seconde , le lendemain matin , deux heures avant de déjeuner : il suffira d'en prendre deux jours de suite ; mais il est nécessaire d'y revenir au moins tous les trente jours.

Monsieur,

Je vous transmets deux observations sur l'heureux emploi du Baume de Mascagni et de l'eau anti-herpétique, dans les maladies chroniques du système lymphatique.

Ce Baume, que son illustre auteur m'a fait connaître en Italie, et dont j'ai le premier introduit l'usage en France, mérite de fixer l'attention des médecins.

M. D...., de Tours, âgé de dix-neuf ans, avait, depuis l'âge de douze ans, une dartre rongeante (*herpes exedens*) sur la figure; cette dartre qui faisait des progrès effrayans, avait résisté à l'emploi, longuement continué, des bains et des douches d'eau de Barèges. Diverses espèces de médicamens avaient été employés extérieurement sans succès.

J'ai pensé que cette maladie était unie à une diathèse scrofuleuse, et que le Baume de Mascagni pourrait convenir. Je l'ai prescrit au malade, pendant plusieurs mois, à trois cuillerées par jour; j'ai ordonné deux exutoires, l'un au bras et l'autre à la cuisse. Ces moyens, réunis, ont amené à une parfaite guérison une maladie opiniâtre que l'on avait combattue en vain depuis dix ans.

M. M..... avait depuis long-temps des ulcères

syphilitiques aux jambes; ces ulcères, qu'on n'a jamais pu guérir radicalement, qui retenaient le malade au lit, et lui occasionnaient des souffrances horribles, viennent de céder à l'usage du Baume de Mascagni et de l'eau anti-herpétique.

> MICHEL, D. M., *ex-médecin en chef des hôpitaux militaires de Rome, rue du Port-Mahon, n°. 8.*

MONSIEUR,

Malgré la répugnance que j'ai à préconiser des remèdes dont la composition m'est inconnue, j'aime cependant à rendre hommage à la vérité.

Une femme de quarante ans avait, depuis quatre ans, une glande au sein, qui avait résisté à toute espèce de médicamens que l'on dit être bons dans ces sortes de maladies; je l'ai mise à l'usage du Baume de Mascagni, dont il est fait mention dans les livrets qui traitent de votre excellent Vin de quinquina. Après deux mois de traitement, la glande a disparu, et la malade n'en a plus ressenti la plus légère atteinte.

J'ai l'honneur d'être, etc.

> GAUTRAULD, **D. M.**

MONSIEUR,

J'ai fait, ainsi que vous m'en aviez prié, des observations sur l'emploi du Baume de Mascagni dans les scrofules, et le fait suivant, que je rapporte, confirme la bonne opinion que vous me paraissez en avoir.

Une jeune fille de sept ans environ était affligée d'une fistule lacrymale scrofuleuse ; elle avait les glandes du cou et des aisselles toujours engorgées et dures, tout chez cette enfant annonçait une diathèse scrofuleuse confirmée. J'ai tenté l'usage du Baume dépuratif de Mascagni, et en quatre mois j'ai obtenu la résolution des tumeurs ; les glandes ont repris leur état naturel, la fistule lacrymale est à peine sensible, ce qui m'engage à croire qu'avant peu l'enfant sera entièrement guéri.

J'ai mis quelques autres enfans en traitement pour de semblables maladies ; je vous ferai part de ce que j'observerai concernant l'emploi de ce Baume, qui me paraît efficace dans ce genre d'affection.

May, D. M.

Monsieur ,

Je viens d'obtenir un succès marqué de l'usage de votre Baume, dans une maladie dartreuse existant chez un enfant de trois ans. Cet enfant, né de parens sains, mais nourri par une femme qui avait été traitée d'une maladie vénérienne, avait le corps couvert de dartres, qui s'agrandissaient avec une telle rapidité, que dans peu elles eussent fini par envahir l'universalité de la peau. L'usage du Baume de Mascagni pendant quelques mois, et des bains d'eau ordinaire, ont fait disparaître cette horrible maladie, et l'enfant se porte à merveille.

Un grand nombre de prescriptions consignées dans les ouvrages de notre art sont tellement incertaines, que je désespérais de la cure de cet enfant, lorsque votre Baume a rempli mes vues, et m'a paru d'une utilité majeure et efficace.

Marchal, D. M.

Monsieur,

Comme j'ai peu de confiance dans les toniques extérieurs que l'on emploie pour modifier les propriétés vitales des tégumens couverts de dartres, je saisis avec empressement toutes les occasions qui m'offrent un nouveau remède interne contre ce genre de maladie. Le Baume de Mascagni, dont il est question dans le livret qui traite de votre Vin, a fixé mon attention, et je me suis déjà convaincu de sa bonté dans les maladies qui dépendent d'une lymphe viciée ou altérée par quelque virus.

Parmi les cures que j'ai obtenues, une a fixé mon attention, et je vais la rapporter pour la joindre à toutes celles qui vous sont transmises par vos correspondans.

Un homme de trente ans, d'un tempérament lymphatique, a, cette année pour la première fois ressenti l'atteinte d'une maladie scrofuleuse héréditaire; je dis héréditaire, parce que son père a eu toute sa vie des engorgemens glanduleux, et qu'une de ses sœurs a péri, après huit années de souffrances, des suites de dépôts scrofuleux. La vie active et militaire que ce malade a menée depuis dix ans avait combattu la diathèse scrofuleuse; mais aujourd'hui qu'une vie douce et tranquille a remplacé les exercices violens, cette maladie s'est déclaré de la manière la plus inquiétante : toutes les glandes étaient engorgées, et avaient acquis un volume considérable. L'usage du Baume de Mascagni, à trois cuillerées le matin, trois à quatre cuillerées de Vin de Seguin avant le dîner, et l'application d'un emplâtre fondant sur les tumeurs, ont détruit tous les symptômes extérieurs; le malade a recouvré la santé; il continue encore ce même régime, et tout fait espérer qu'il parviendra ainsi à anéantir entièrement la diathèse scrofuleuse héréditaire dont il est attaqué.

PAUVREANT, D. M.

Je soussigné, médecin par quartier du Roi, médecin de l'hôpital royal des Quinze-Vingts, médecin des comités de bienfaisance du 5e arrondissement, etc., certifie avoir employé avec succès le Baume végétal de Mascagni dans plusieurs maladies du *système dermoïde*, telles que dartres d'une nature *squammeuse*, dartres *furfuracées*, dartres *crustacées*, accompagnées d'une couleur gris-verdâtre, et quelquefois de l'écoulement d'une humeur blanchâtre d'une fétidité insupportable, et d'écailles de sept à huit lignes de diamètre, ordinairement de forme ovale, minces, légèrement sillonnées en divers sens, d'une couleur blanchâtre, quelquefois superposées au nombre de deux et trois, surtout lorsque les dartres ont eu leur siége à la face interne des cuisses. Ces affections du système dermoïde, étaient souvent compliquées avec la diathèse scrofuleuse, et la plupart étant le résultat de maladies *syphilitiques* et *psoriques* qui ont été combattues en même temps par les remèdes intérieurs, analogues aux vices qui les avaient précédées, et par l'usage des tisanes dépuratives et purgatives de Mascagni, conseillées aux malades.

En foi de quoi j'ai délivré le présent certificat pour servir et valoir ce que de raison.

DUFFOUR, D.

BAUME VÉGÉTAL DE PAUL MASCAGNI,
CONTRE TOUTES LES MALADIES LYMPHATIQUES.

Ce Baume, composé de plantes, est un remède excellent contre toutes les affections qui attaquent les vaisseaux lymphatiques et la peau ; c'est-à-dire, les dartres, les maladies de peau, dégoûtantes, scrofuleuses, les tumeurs squirrheuses des glandes et le mal vénérien. D'innombrables observations et expériences m'ont fait publier cette préparation comme un spécifique dans ce genre de maladie.

Florence, chez Colombari.

Le Baume végétal et l'Elixir ne se trouvent que chez M. SEGUIN-GRIFFON, Pharmacien de S. A. R. Mgr. le Duc de Bourbon, et maître en Pharmacie, membre de la Société de Pharmacie de Paris, rue Saint-Honoré, n°. 378, au coin de celle Neuve-de-Luxembourg.